LES ÉPIDÉMIES DE BORDEAUX

PENDANT LES XVe, XVIe ET XVIIe SIÈCLES.

Td $\frac{52}{85}$

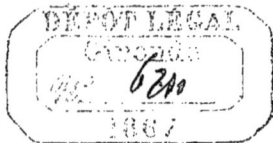

LES
ÉPIDÉMIES

DE BORDEAUX

PENDANT LES XVe, XVIe ET XVIIe SIÈCLES

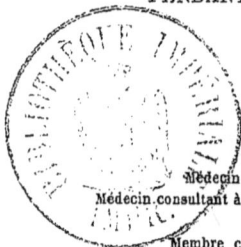

PAR LE Dr G. PERY

Médecin-adjoint à l'hôpital Saint-André de Bordeaux,
Médecin consultant à Bagnères-de-Luchon, Membre titulaire des Sociétés médicales
de Bordeaux,
Membre correspondant de la Société d'Hydrologie de Paris
et de la Société de Médecine de Rouen.

Ouvrage auquel l'Académie des Sciences, Belles-Lettres et Arts de Bordeaux
a accordé une Médaille d'argent.

BORDEAUX

IMPRIMERIE G. GOUNOUILHOU,
11, RUE GUIRAUDE, 11

1867

RECHERCHES HISTORIQUES

ET MÉDICALES

SUR LES ÉPIDÉMIES

QUI ONT RÉGNÉ A BORDEAUX PENDANT LES XVe, XVIe ET XVIIe SIÈCLES

Bâtie au milieu de vastes marais et sur les bords d'un grand
fleuve aux rives basses et sans défenses, et dont les eaux,
soumises au flux et au reflux, envahissaient et découvraient
tour à tour de vastes étendues de terrain en y abandonnant
d'abondants détritus, la ville de Bordeaux a été pendant plus
de trois siècles ravagée par des maladies épidémiques. Dési-
gnées par les chroniques, les historiens et les registres de la
Jurade sous les noms divers de *peste, fébrion, contagion,*
ces maladies n'ont encore été que peu étudiées. Cependant,
le docteur Marchant y consacre quelques pages dans un Ap-
pendice qui fait suite au compte-rendu d'une épidémie de
fièvres intermittentes qui a régné à Cubzac en 1842 et 1843,
et M. Gintrac leur accorde quelques lignes dans son *Traité
de pathologie interne,* à l'article *fièvres intermittentes.* Les
différents auteurs qui ont fait l'histoire de Bordeaux ont parlé
de ces épidémies et de leurs ravages; mais aucun, on le
comprend sans peine, vu leur incompétence en pareille ma-

tière, n'en a abordé l'étude critique dans le but d'en décou-
vrir la nature.

Voici ce que M. Marchant dit de ces épidémies : « Il ne
s'élève pas le moindre doute dans mon esprit qu'aux temps
épidémiques de ces contrées, les populations répandues sur les
plaines de la Dordogne et de la Garonne ne fussent atteintes
une fois ou autre de la même maladie, de la même peste,
pour parler le langage du temps. Et cette peste et cette contagion, qu'étaient-elles, sinon les fièvres épidémiques des
contrées marécageuses? Rien d'écrit ne nous est resté sur la
nature, la marche et les symptômes de ces épidémies. Ces
pestes se convertissent alors pour nous en fièvres intermittentes, mais d'un mauvais caractère. »

La lecture attentive des chroniques et les nombreux documents que nous ont fournis les Archives départementales et
municipales, ainsi que la Bibliothèque de la ville, ne nous
permettent pas d'accepter l'opinion de M. Marchant, et nous
espérons démontrer qu'il est dans une erreur complète sur
la nature de ces fléaux épidémiques.

Description des caractères généraux des épidémies.

Premièrement, la maladie était épidémique; cela ressort
de tous les témoignages et ne peut être contesté.

Secondement, elle était contagieuse. C'était un fait reconnu
dès ces malheureuses époques; le nom vulgaire de contagion
employé partout pour la désigner le dit assez, et les précautions minutieuses prises pour éviter que les malades ou ceux
déclarés infects eussent des rapports avec les autres citoyens,
le prouvent surabondamment; on croyait même que le mal
pouvait être transmis par les marchandises; aussi, l'entrée
était-elle interdite aux provenances de lieux suspects. Les
navires qui en étaient chargés étaient obligés de jeter l'ancre

au-dessus de la ville, au niveau de la palus de Blanquefort; là, ils étaient visités par un employé spécial et mis en quarantaine. Les marchandises étaient exposées à l'air et désinfectées par un employé de la ville.

Voici maintenant des faits bien plus probants encore : « En 1603, dit la chronique, commença à Bordeaux la contagion, au quartier Saint-Germain, où se trouva deux écoliers nouveau-venus, étant natifs de Preux, en Normandie, et de bonne famille frappés. Les corps furent visités et enterrés entre les deux portes du dit Saint-Germain. Tous ceux de la maison moururent depuis, qui fut une grande désolation, et à la suite le voisinage et toute la ville fut frappée. »

Guillaume Briet, médecin à Bordeaux, à la fin du XVIe siècle, nous a laissé une importante relation de la peste qui régna à Bordeaux en 1599. Briet croyait au caractère contagieux du mal; voici ce qu'il en dit : « Quant à la troisième cause et occasion de la peste qu'on appelle contagieuse ou plutôt transportée (car en toute espèce il y a contagion qui est la principale cause et formelle de la peste), il semble que celle dont nous sommes à présent visités en dépend; ayant premièrement apparu chez Pierre de Ricault, maître chirurgien, demeurant à Porte Médoc, où vint un étranger, dit-on, venant d'Espagne, pour se faire traiter d'un bubon en l'aine que le serviteur de boutique pensait être vénérien. Il le fait voir à son maître, lequel ne connaissant pas le mal y apporte ce qu'il peut. Cependant, le malade mourut, le serviteur aussi, un fils d'un conseiller à la Cour, logé en cette maison pour être instruit aux lettres par le fils du dit chirurgien, mourut. Des servantes, l'une malade ou infecte, se retirant au Château-Trompette avec un sien parent, soldat du dit Château, y apporta le mal et y moururent plusieurs. Une autre servante se retira chez Lacoze, marchand au Pont-Saint-Jean, où toute sa famille est quasi morte. On dit que les meubles de la maison du dit chirurgien furent de nuit volés, et par conséquent ou vendus ou transportés en diverses maisons, dont le mal s'est fourré et comme semé en toute la ville, ça été une petite mêche qui est tombée sur des étoupes, bien disposées à recevoir le feu. » Les faits que l'on vient de lire nous paraissent démontrer clairement que la maladie était contagieuse.

Outre la contagion, on admettait, dès le XVIe et le XVIIe siècle, d'autres causes du mal, causes sinon déterminantes, du moins prédisposantes. On lit dans le registre de la Jurade de 1612, une délibération qui dit : « Que messieurs les Jurats se rendraient au Parlement pour représenter à la cour que la disposition des temps leur faisait craindre quelque maladie contagieuse, les priant d'autoriser le renouvellement des règlements pour le temps de peste » ; de plus, il est délibéré que les médecins seraient mandés pour savoir l'état de la santé publique. Ce qui faisait craindre la contagion, c'est que l'été avait été extrêmement chaud, l'automne extraordinairement pluvieux, sans froid au contraire. Dans son livre déjà cité, Briet, après avoir parlé des rigueurs de l'hiver, dit : « Puis est survenue une prime excessive en sécheresse, un été violent en chaleur et brûlant nos humeurs, lequel, comme cause efficiente, a produit des maladies qui faisaient démonstrations de grandes putréfactions aux corps humains. »

Notons encore que la maladie sévissait avec le plus d'intensité pendant l'été et l'automne.

L'épidémie ne débutait pas en général brusquement ; elle était souvent précédée par des maladies d'un caractère malin. Briet, dans la phrase dont nous avons cité le commencement il n'y a qu'un instant, ajoute : « Comme fièvres de toutes façons avec malignité, accompagnées de taches ou rouges, ou livides, ou noires, suivant le degré de putréfaction, même à quelques-uns se terminant par abcès et parotides. En aucuns ont apparu des carboncles non pourtant pestilents, d'autant qu'ils n'étaient contagieux. Nous avons aussi vu plusieurs diarrhées, dyssenteries, pleurésies, toutes de mauvaise morigération. Que nous pouvaient prédire ces choses, sinon que la peste était prochaine et quasi déjà en nos entrailles, étant la putréfaction venue au plus haut degré de sa malignité. »

Dans le registre de la Jurade, 7 décembre 1612, on trouve : « Les médecins ayant été mandés et interrogés sur la santé publique, répondent qu'il y avait tout sujet de craindre que les maladies étaient épidémiques, populaires, malignes et mortelles; joint à cela qu'il se trouvait beaucoup de charbons et de tumeurs; sur quoi, il est délibéré d'en informer le Parlement. On était dans l'attente de la peste. »

Après avoir indiqué les causes de l'épidémie et les signes prochains de leur invasion, nous allons tracer la description de la peste elle-même ; et pour éviter des longueurs, nous allons emprunter à Briet le tableau suivant, que nous ferons suivre de quelques rares descriptions, trouvées çà et là dans les Archives municipales.

SIGNES DÉMONSTRATIFS QU'UNE PERSONNE A LA PESTE.

1º Quand cette vapeur vénéneuse vient heurter le cœur, on sent un subit changement et mutation dans tout le corps.

2º Grande faiblesse et soudaine sans cause manifeste, avec un regard haure et hideux.

3º Palpitation de cœur et comme une pointe sous la tétine gauche.

4º Ponction ou mordication sur la bouche de l'estomac.

5º Grande inquiétude avec grand déplaisir en toutes choses.

6º Étourdissement en ses sens et entendement

7º Flux de ventre léger ou plutôt irritation d'humeurs jaunes ou grisâtres.

8º Vomissements de mêmes choses ou nausées.

9º Extrême dégouttement ou impuissance d'avaler.

10º Grande ardeur aux entrailles.

11º Difficulté de respirer, avec l'haleine mauvaise.

12º Rigueur légère par tout le corps et ardeur au dedans.

13º Soif extrême, ayant la langue noire et scabreuse.

14º Urine copieuse et non beaucoup éloignée de la saine quand le mal est seulement aux esprits, ou trouble et confuse, livide quand les humeurs sont déjà corrompues.

15º Le pouls est petit et à peine perceptible.

16º Douleur et pesanteur de la tête.

17º Proclivité au sommeil lorsque les tumeurs ou charbons veulent sortir.

18º En aucuns veilles et rêveries, selon les diverses températures et qualités du venin.

19º Hémorrhagies par le nez, hémorroïdes et vomissements.

20º Le bubon ou charbon apparent ou taches noires sont les assurés et derniers jugements en saison pestilente; car en autre temps nous voyons des charbons sans peste et tumeurs critiques aux émonctoires qui ne sont ni peste, ni symptômes d'icelle.

Les registres de la jurade rapportent de temps en temps les symptômes prédominants des épidémies.

11 avril 1614. Un médecin et un chirurgien rapportent qu'un domestique de M. Favars avait un abcès et un charbon à la cuisse; que, quoique ce malade n'eût pas de fièvre, ils ne laissaient pas de le suspecter. En telle sorte, que le sieur Favars avait été conseillé d'aller prendre l'air à la campagne avec toute sa famille. Sur quoi, il est délibéré de ne point divulguer ce fait, mais qu'on ferait fermer la porte de la maison.

En 1629, il est fait mention d'une fille de la rue du Hà, attaquée de deux charbons; cette fille, transportée à l'hôpital, paraît avoir guéri.

18 juin 1629. Le sieur Clavet, chirurgien de santé, représente que dans la rue des Étuves il y avait une fille de neuf à dix ans qui avait un bubon et un charbon, et une autre de dix-sept à dix-huit ans qui avait un charbon à la joue, une grosse fièvre et les yeux étincelants ; un couvreur et une Irlandaise attaqués de douleurs de tête et de vomissements.

20 juin. Mention d'une nourrice qui avait un bubon et un charbon.

10 novembre 1635. Lopès et Maurès, médecins, visitent le corps d'un individu mort rue de la Vieille-Corderie ; ils trouvent des tumeurs derrière les oreilles, des taches sur l'estomac, et reconnaissent plusieurs autres signes de peste.

Dans le manuscrit des Capucins que la ville possède, on trouve qu'en 1606, le Père Polycarpe, qui soignait les pestiférés depuis le 14 novembre, tomba malade le 21, et fut pris d'un charbon envenimé, appelé *anthrax* par les chirurgiens ; il continua à soigner les malades, puis fut obligé de s'aliter, souffrant beaucoup du charbon, qui lui brûlait tout le corps comme un feu dévorant, et lui causait une soif incroyable. Il mourut le 29.

Est-il encore permis, en présence de faits que nous venons de rapporter, de dire avec M. Marchand : Rien d'écrit ne nous est resté sur la nature, la marche et les symptômes des épidémies de Bordeaux? Pour nous, notre opinion est formelle ; les épidémies qui ont régné à Bordeaux pendant les xv°, xvi° et xvii° siècles, il ne nous est pas permis de conserver le moindre doute à cet égard, ne sont pas des fièvres intermittentes pernicieuses.

Nous ferons connaître à la fin de ce travail toute notre pensée à cet égard.

Nous n'avons trouvé que peu de renseignements sur le traitement qu'on faisait subir aux pestiférés. Dans les Registres de la Jurade, on lit seulement : 1er novembre 1626, délibération ordonnant au sieur Philippon, apothicaire, de livrer aux deux religieux carmes qui étaient entrés dans l'hôpital de la santé 4 onces de thériaque, 2 onces de confection d'hyacinthe et 2 onces de confection alkermès. Était-ce comme remède préventif ou curatif? Nous l'ignorons.

Guillaume Briet, que nous avons déjà cité plusieurs fois, nous a laissé, dans son livre, l'exposé de sa méthode de traitement, et sa thérapeutique nous paraît avoir eu pour base une connaissance exacte des indications à remplir. On peut toutefois lui reprocher de s'être laissé quelquefois aller à des croyances que l'on excusera sans doute, si l'on songe qu'il écrivait il y a plus de trois cents ans. Partant de son traitement, il dit : « Les anciens s'en sont servis, et nous en avons fait l'expérience en 1585. »

Le venin de la peste entre, dit-il, avec l'air que nous respirons, et agit d'une manière différente suivant les individus. La première indication à remplir est d'évaporer ce venin par les porosités du cuir; puis d'employer les remèdes altératifs et correctifs de son impression. Dès les premiers symptômes, le malade doit se retirer dans sa chambre, laquelle sera agréablement parfumée, les fenêtres closes et avec un bon feu; la température doit être chaude pour pousser à la transpiration ou même à la sueur, qu'il est fort important d'obtenir. Il faut vider l'estomac s'il est plein; puis ensuite on emploie un des remèdes suivants :

℞ Eau d'ulmaria, de scabieuse, vin blanc, de chaque. 2 onces.
    (Si le corps est vigoureux, ou autrement 1 1/2
    once).
    Thériaque.................................... 1 1/2 drachme.
    Faites mixtion pour être donnée au malade.

Ou bien le suivant :

℞ Suc de calendula, de morsus diab., extrait avec vin
    ou eaux distillées d'icelles................. 5 onces.
    Dissolvez de bon mithridate................. 2 drachmes.
    [Sera baillée de même.

Briet cite ensuite deux opiats de Fernel, un de Guédon et

un de Marsilius Ficinus. Il a employé ces divers remèdes avec succès en 1585. Puis il parle de remèdes plus particuliers qui ont la propriété de consumer et d'éteindre le venin; il décrit le bézaar, l'essence de vitriol, l'essence de soufre, l'émeraude en poudre préconisée par Manard, l'essence de genièvre, l'eau chimique. L'expérience lui a appris que l'antimoine est dangereux, sauf peut-être la fleur. Il attache une grande importance à provoquer les sueurs, et emploie à cet effet des bains de vapeurs aromatiques. Il recommande de donner au malade du bouillon et même des aliments solides suivant son appétit, de l'eau vineuse avec corne de cerf ou bézaar. A la fin des repas, poudre digestive, épithèmes cordiaux sur la région du cœur, julep alexandrin ou potion divine. Tenir le ventre libre par des lavements; de temps en temps légers purgatifs.

L'apparition des bubons n'est pas un mauvais signe; il indique que le venin se porte à l'extérieur. Au début du bubon, il faut appliquer au bas de la tumeur un vésicatoire ou un cautère; il préfère le premier. « Par là, dit-il, est baillé air et issue à cette matière furieuse. » Puis il maintient la tumeur ouverte par des cataplasmes ou fomentations, des liniments. Il n'aime pas les cataplasmes ordinaires, le sien est composé de racines d'*Althœa,* de *Tapsus barbatus,* consoude, beurre, axonge, thériaque et mithridate. Malheureusement, Briet a la faiblesse de croire à l'efficacité de l'application d'un pigeon ouvert, chaud et sanglant, placé sur la tumeur, ou d'une poule dont a plumé le derrière qu'on applique sur le mal, tout en serrant le bec du pauvre animal qui est censé aspirer le venin par le cloaque. Ce qui vaut mieux, il recommande, dans certains cas, d'ouvrir la tumeur et de la remplir de sept ou huit grains de bézaar, puis fomentations chaudes. D'autres fois, il met des ventouses sur la tumeur ou l'incise, et met des attractifs, ou mieux ouvre la tumeur avec le cautère actuel ou potentiel, puis modifie la plaie par des détersifs, entr'autres l'eau mercurielle.

Briet traite ensuite des charbons, dont il distingue trois sortes; nous ne nous occuperons que de ceux qui sont spéciaux à la peste. Il blâme la manière de procéder des autres médecins, qui n'agissent pas assez énergiquement; il veut qu'on fasse deux ou trois incisions; puis, la sanie abstergée, qu'on applique de l'huile bouillante ou un caustique actuel ou potentiel, du sublimé ou de l'arsenic, et qu'on fasse le pansement avec une pommade composée de sel torréfié, suie, beurre, thériaque et jaune d'œuf, ou bien de l'huile de myrrhe. Il faut détruire par tous les moyens possibles les parties vertes, violettes, livides ou noires; lotionner avec des liquides détersifs ou même caustiques; faire, en un mot, le traitement de la gangrène.

Si l'inflammation était trop violente au début, il ne lui répugnait pas d'appliquer quelques sangsues. Lorsqu'enfin il y a des escarres, il faut en favoriser la chute par des cataplasmes.

Mesures propres à prévenir l'apparition du fléau ou sa propagation.

Il ne suffisait pas de soigner les pestiférés lorsque la ville avait le malheur d'être frappée par l'épidémie; il fallait surtout prévenir le mal. C'est à quoi se sont appliqués depuis les temps anciens les magistrats municipaux, et nous verrons bientôt quelles sont les mesures hygiéniques dont on faisait usage. Tout en appréciant la sagesse qui a présidé au choix de ces règlements, nous ne pouvons nous empêcher d'en proclamer toute la rigueur.

Si les magistrats pensaient à la santé publique, chacun en

particulier cherchait à se préserver du fléau; aussi, les charlatans abusaient-ils de la crédulité populaire. Les magistrats eux-mêmes avaient la faiblesse de se laisser aller au courant, et nous voyons une délibération de la Jurade du 23 octobre 1629 ordonner à Philippon, apothicaire, et à Raymond, orfèvre, de fabriquer des préservatifs et des cassolettes pour le corps municipal. Briet admet l'efficacité de certains sachets appliqués sur la région du cœur. Le sien renfermait deux parties de sublimé, une de vif argent, mêlées avec extrait de calendula feuilles et fleurs.

L'auteur anonyme de lettres sur la peste, écrites à un médecin de Bordeaux en 1721, nous a conservé la composition du fameux préservatif de Vinceguerre, personnage dont nous parlerons plus tard.

Ce préservatif avait une grande réputation : c'était une liqueur noirâtre dans un flacon d'argent que l'on portait au cou. Chaque flacon se vendait 10 pistoles. Vinceguerre confia son secret à son confesseur, qui le divulgua après sa mort. En voici la formule :

℞ Térébenthine.....................	1 once.	
Huile d'aspic.....................	1	—
Huile de genièvre tirée par essence...	1	—
Huile de pétrole..................	1	—
Huile de gérofle..................	1	—
Huile de benjoin tirée avec l'eau-de-vie.	1/2 once.	
Camphre pulvérisé	1/2 drachme.	
Musc pulvérisé...................	1/2 drachme.	
Pierre de saphir en poudre	1/2 once.	

Mettez le tout dans une bouteille bien forte et bien bouchée, qui contiendra trois fois autant; ensevelissez cette bouteille pendant quinze jours dans du fumier frais de cheval; ensuite, vous viderez cette liqueur dans de petits flacons bien bouchés.

Pour faire l'essai de cette liqueur, laisser tomber deux ou trois gouttes sur un crapaud et une seule sur une araignée : ces animaux périront d'abord.

Les personnes qui se trouvaient en rapports fréquents avec les malades prenaient beaucoup de précautions. On trouve, dans les Registres de la Jurade, que des religieux, avant d'entrer dans l'hôpital de la Peste, demandaient qu'on leur accordât des bas de terlis et des vêtements.

Nous avons parlé de mesures prises par les jurats pour empêcher l'apparition de la peste ou sa propagation. Tout en renvoyant aux Statuts de la ville de Bordeaux ceux qui voudraient avoir une connaissance complète des règlements pour les temps de peste, nous croyons utile de tracer un tableau rapide de ce qui se passait en temps d'épidémie. Lorsque les villes voisines ou celles avec lesquelles Bordeaux était en relations suivies étaient frappées de la peste, on empêchait l'entrée en ville des marchandises avant leur désinfection; les portes de la ville étaient fermées, et des bourgeois commis à leur garde avaient ordre d'en interdire l'entrée aux individus arrivant de lieux infects; une foule de délibérations de la Jurade a pour but de demander au Parlement l'autorisation de mettre ces mesures en vigueur. Les navires et les marins étaient soumis à des règlementations sévères. Dans la continuation de la *Chronique bordelaise* de Pontelier, on trouve, page 97 : « En 1664, comme la mala-
» die contagieuse fut extrêmement échauffée pendant cette
» année en Hollande et en Zélande, MM. les Jurats, désirant
» pourvoir à la santé publique et empêcher que le mal ne se
» glissât dans la ville par le transport des marchandises de
» ces pays, et par la communication des matelots qui en
» viennent, ordonnèrent que tous les vaisseaux mouilleraient
» l'ancre devant la palus de Blanquefort pour y faire leur
» quarantaine, pendant laquelle le maître des vaisseaux
» serait tenu de déplier toutes les marchandises, et les faire
» parfumer. » Des médecins étaient spécialement chargés d'aller constater la santé des équipages. Des chaloupes étaient

en station dans le fleuve pour empêcher d'éluder les pres-
criptions des jurats : l'une vers l'île de Patiras, l'autre au
dessus de Bordeaux, pour surveiller les barques venant du
haut pays

Le service de la poste était modifié. En 1612, les jurats
ayant eu avis que la peste, qui était dans Paris et plusieurs
autres villes du royaume, s'échauffait, jugèrent prudent
de pourvoir à la sûreté de la ville, et, pour cet effet, ayant
mandé André et Daniel Besse, messagers ordinaires du roi,
de cette ville et de celle de Paris, il leur fut défendu de faire
entrer leurs chevaux dans la ville, et leur fut enjoint de tenir
leur bureau à La Bastide, où la poste fut aussi transférée par
ordre du duc d'Épernon, gouverneur.

En 1604, la contagion continuant et s'augmentant à la
ville, dit la chronique, pour pourvoir à la police, messieurs
du Parlement composèrent un bureau qui se tenait deux fois
la semaine dans l'Hôtel-de-Ville, où assistaient MM. les
Présidents à mortier, deux conseillers de la Grand'Chambre,
tous les jurats, procureur et clerc de ville, avec les coadju-
teurs des jurats, où se faisait le rapport de tout ce qui se
passait, avec le catalogue des morts et malades de ladite
maladie.

Il est souvent question de ce bureau sous le nom de
Bureau de la santé, en 1652; les médecins et chirurgiens
ordinaires de la ville, l'apothicaire et le capitaine de la peste,
furent appelés à en faire partie.

Qu'était-ce que le capitaine de la peste? On donnait ce
nom à un personnage, homme de bien, nommé par la
Municipalité aussitôt que la peste se déclarait, pour prendre
en main la direction de tout ce qui concernait les soins à
donner aux pestiférés, soit en ville, soit dans l'hôpital, et
empêcher que les malades ou leurs parents communiquassent
avec les autres habitants.

Outre le capitaine de la peste, l'hospitalier et les serviteurs de cet hôpital, il y avait deux chirurgiens chargés d'aller voir les malades soupçonnés d'avoir la peste; en cas de difficultés pour reconnaître le mal, ils faisaient part du cas aux médecins gagés de la ville, et leur avis commun était transmis au capitaine de la peste pour agir en conséquence.

Aussitôt qu'un habitant était cru atteint de peste, on devait faire prévenir le jurat de sa Jurade ou le capitaine de la peste. Celui-ci mandait les chirurgiens de la peste, et se rendait avec eux chez le malade. Celui-ci reconnu pestiféré, pouvait, s'il était chef de maison ou que ce dernier le désirât, rester dans son logis. On faisait alors venir le serrurier de la ville, qui mettait un cadenas à la porte, et, dès ce moment, personne ne pouvait avoir de rapports avec ces malheureux. Le capitaine de la peste et les chirurgiens devaient veiller à ce qu'ils ne manquassent de rien et fussent soignés. Quand on donnait congé d'ouvrir la porte, les maisons devaient être nettoyées et le linge lavé dans un lieu indiqué.

Si le malade consentait à être porté à l'hôpital de la contagion, on faisait venir les serviteurs dudit hôpital pour le transporter. S'il guérissait à l'hôpital, il était envoyé en convalescence dans un autre hôpital dit de Lîmes ou de l'Enquêteur, où il faisait quarantaine avant de pouvoir rentrer dans la vie commune.

Documents relatifs à chaque épidémie.

Nous venons d'exposer tout ce que nous avons rassemblé de renseignements sur les caractères généraux des épidémies bordelaises; nous allons rapporter maintenant ce que nous avons trouvé sur chaque épidémie en particulier, tout en exprimant nos regrets de ne pouvoir guère donner qu'une aride nomenclature.

1411. La première mention de l'invasion de la peste qui soit faite dans les chroniques se rapporte à 1411..... Sur la fin de l'été, la dysenterie et la peste furent si grandes à Bordeaux, qu'il y mourut plus de douze mille personnes, de façon qu'on n'y pouvait trouver de vendangeurs.

Dans le *Compte rendu de la Commission des monuments historiques pour 1849 et 1850,* M. Rabanis rapporte que la Jurade avait pour conseillers ordinaires, dans les mesures qui concernaient l'hygiène administrative, un médecin en chef et un adjoint, rétribués : le premier, à raison de 40 écus d'or (4,500 fr.), et le deuxième, 20 écus (2,250 fr.). Ces places étaient données au concours, et les juges étaient les jurats assistés de tous les savants de la ville. La direction des eaux, la propreté de la voie publique, le nettoiement des fossés, la surveillance des ateliers insalubres, enfin *les précautions à prendre dans les périodiques invasions du fléau appelé le* fébrion, *et les soins à donner aux malades,* étaient les objets sur lesquels les médecins ou metges de la ville devaient donner leur avis. Une de ces places fut mise au concours en 1414, et gagnée par un nommé Ram, médecin de Montpellier. La place était vacante depuis l'année précédente.

Quoique les chroniques soient muettes à cet égard, l'existence de places de médecins destinés à guider la ville dans les précautions à prendre pour prévenir la peste, fait supposer que Bordeaux avait été frappé assez fréquemment dans les temps antérieurs.

1473. En cette année, la peste est si véhémente à Bordeaux, que la Cour du Parlement se tient à Libourne, les mois de décembre, janvier et février.

1495. La Cour du Parlement, à cause de la peste, est transférée pendant quelques mois à Bergerac.

1515. En cette année et partie de la suivante, le Parlement va à Libourne à cause de la peste.

1523. Le 12 novembre, la Cour du Parlement, pour certaines causes à cela mouvant, et attendu la peste qui est à présent à Bordeaux, ordonne qu'elle sera lundi prochain en la ville de Libourne, jusqu'à ce qu'elle en ordonne autrement.

1524. Le 29 août, la Cour ordonne aux jurats de faire la police dans Bordeaux à cause de la peste.

1546. Le Parlement, à cause de la peste, siége les mois de septembre, octobre, novembre et décembre à Libourne, et ne revient à Bordeaux que le 18 janvier suivant.

1555. Le Parlement, pour éviter les dangers de la peste, se tient les mois d'août, septembre et octobre à Libourne. Il ordonne aux jurats de mettre à exécution les rôles des cotisations des dons volontaires faits par les habitants de Bordeaux, pour venir aux secours des pestiférés. Il défend aux bouchers d'abattre le bétail dans la ville.

La chronique dit : La contagion fut fort grande à Bordeaux, à l'occasion de quoi Gélida, principal du collége de Guyenne, demanda congé à MM. les Jurats pour fermer le collége et se retirer aux champs.

Cette même année, les États de la sénéchaussée furent assemblés à Saint-Macaire à cause de la peste.

Trois de messieurs du Parlement entrent à l'Hôtel-de-Ville, députés par ladite Cour, pour savoir l'état de la santé, et fut fait un règlement pour la police de la contagion. Ce règlement, le premier dont il soit question, est probablement celui que nous avons lu dans un manuscrit du XVIe siècle, renfermant les statuts de la ville et conservé dans les Archives municipales.

1565. Ladite année y avait grande contagion à Bordeaux, messieurs de la Cour résolus de se retirer hors la ville.

MM. les Jurats leur font entendre qu'il y avait nécessité qu'ils ne bougeassent pour le service du roi et du public, la ville étant continuellement menacée de quelque surprise, laquelle les ennemis n'attenteraient le Parlement étant en ville, comme en son absence, qui fut cause que la Cour s'arrêta.

1585. La contagion fut si grande à Bordeaux, du mois de juin à décembre, que quatorze mille et quelques personnes de compte fait en meurent. Bordeaux avait alors, selon Dom Devienne, quarante mille habitants. Michel Montaigne était maire de Bordeaux. Nous devons à M. Detcheverry la connaissance d'une lettre trouvée par lui dans les Archives de la ville, lettre dans laquelle Montaigne refuse de se rendre à Bordeaux pour accéder aux désirs des jurats. Cette lettre a été publiée par M. Detcheverry dans son *Histoire des Juifs de Bordeaux;* nous sommes heureux de pouvoir la reproduire; on y verra combien Montaigne semble trouver naturel de ne pas s'exposer au fléau; il oublie qu'il est maire et qu'il se doit à ses administrés, pour ne songer qu'à sa sûreté personnelle.

« MESSIEURS,

» J'ai trouvé ici par rencontre de vos nouvelles par la part que M^r le Maréchal m'en a faict. Je n'espargnerai ny vie ne aultre chose pour votre service, et vous laisserai à juger sy celui que je vous puis faire par ma présence à la prochaine élection, vaut que je me hasarde d'aller en la ville, vu le mauvais état en quoi elle est notablement, pour des gens qui viennent d'un si bon air comme je fais. Je m'approcherai mercredi le plus près de vous que je pourrai, est à Feuillas se le mal n'y est arrivé, auquel lieu, comme j'escris à Mr de la Motte, je serai très aise d'avoir cet honneur de voir quelqu'un d'entre vous pour recevoir vos commandements et me décharger de la créance que M^r le Maréchal me donna pour la

Compagnie, me recommandant sur ce bien humblement à vos bonnes graces et priant Dieu vous donner,

» Messieurs, longue et heureuse vie. De Libourne, le 30 juillet 1585.

           » Votre très humble serviteur et frère,

                  » MONTAIGNE. »

La charge de Montaigne finit à cette date ... 30 juillet

1586. Grande contagion à Bordeaux. Achat du bourdieu d'Arnaud Guiraud pour faire l'hôpital de la Peste, et de l'hôpital de l'Enquêteur pour désinfecter les malades.

1599. C'est la peste de cette année qui a été décrite par Briet. Nous avons donné d'assez longs détails pour qu'il soit inutile d'y revenir; disons seulement que le roi écrivit et donna assurance de sauver les offices à tous ceux qui demeureraient dans la ville pendant la contagion; ce qui fit que beaucoup des principaux qui s'en fussent allés, demeurèrent pour servir le roi et le public en leurs charges. Et MM. les Jurats nommèrent chacun en sa Jurade un bourgeois pour coadjuteur.

1603. Nous avons déjà raconté, à propos du caractère contagieux des épidémies, comment en cette année la peste commença à Bordeaux, au quartier Saint-Germain, sur deux écoliers.

1604. Le maréchal d'Ornano informe les jurats que la peste est à Blaye, où il y a vingt morts par jour, et les exhorte à faire publier à son de trompe sur la rivière les inhibitions nécessaires. Ce fut à cette époque que l'on créa le Bureau de la santé, qui se réunissait deux fois par semaine à l'Hôtel-de-Ville. Nous en avons déjà parlé. Nous raconterons plus tard l'histoire du nommé Jean-Baptiste, d'Alger, qui voulut entrer dans l'hôpital de la Peste pour y soigner les malades, qu'il disait mal pansés; il y mourut peu après.

1605. Le 23 juin, le maréchal d'Ornano et les jurats, voyant que la contagion pullulait et augmentait de jour en jour, et que les remèdes des hommes étaient fort peu profitables, firent le vœu à Dieu, s'il retirait la peste, d'envoyer à Notre-Dame de Lorette une lampe d'argent représentant les armoiries de la ville. Ce qui fut exécuté. Il est dit, dans le vœu, que la divine justice avait commencé d'affliger la ville depuis six ou sept ans, ne laissant guère passer aucun renouveau de lune sans frapper quelques maisons.

La conduite du maréchal d'Ornano, pendant la peste, fut admirée de tous; il se trouvait librement, dit la Chronique, aux visites des malades et corps morts de contagion, entrait dans l'hôpital de la Peste à cheval, une fois par semaine, pour savoir par lui-même si les malades ne manquaient de rien, et faisait de larges aumônes. Le roi, informé de sa conduite et de sa témérité, lui ordonna de se retirer à Libourne; ce qu'il fit à son corps défendant et pour obéir à la volonté souveraine.

1606. La peste règne à Bordeaux. Le manuscrit des Capucins que possède la ville nous l'apprend. Le Père Polycarpe, qui avait donné ses soins aux malades, en fut victime.

1607. En août, dit la chronique, advient un grand tonnerre et orage, et, le lendemain, la contagion se renouvela en divers lieux de la ville.

1608. Au mois de juin, jour de la Présentation de Notre-Dame, fut faite la procession générale, pour rendre grâce à Dieu de ce que la maladie contagieuse avait perdu sa violence, et fut enjoint à tous les habitants d'assister à cette procession.

1614. Un médecin et un chirurgien rapportent qu'un domestique de M. Favars avait un abcès et un charbon à la cuisse; que, quoique ce domestique n'eût pas la fièvre, ils ne laissaient pas de le suspecter; en telle sorte, que Favars avait été conseillé d'aller prendre l'air à la campagne avec toute sa famille. Sur quoi, il est délibéré de ne point divulguer ce fait; mais qu'on ferait fermer les portes de la maison.

1629. Le Bureau de la santé est constitué. Le 14 mai, MM. les Jurats délibèrent d'écrire à M. le Gouverneur de la province que la veille on avait découvert, dans une maison de la rue du Hâ, une fille âgée de neuf à dix ans attaquée de deux charbons; qu'il y avait douze jours que, sur le devant de cette maison, il y était mort deux filles et un garçon des vers, et que le médecin Bernada, qui les avait soignés, s'était retiré aux champs. Ensuite, M. Vialard, jurat, et le procureur-syndic, sont députés pour aller en informer le Parlement. Ils rapportent que la Cour leur avait ordonné de faire faire des huttes contre l'hôpital de la Santé, et d'y faire retirer ceux qui habitaient ladite maison, de faire brûler leurs meubles; qu'il y aurait Bureau de la santé dans l'Hôtel-de-Ville tous les jeudis, et qu'elle avait nommé pour y assister un président, deux conseillers et M. le procureur général. Sur quoi, M. de Lardimalie, jurat, est député pour y assister. On fait faire lesdites huttes, et on mande les médecins, chirurgiens et apothicaires, lesquels s'étant rendus, MM. les Jurats leur demandèrent s'il était réellement vrai que ce fût la maladie contagieuse. Ils répondirent qu'il y avait beaucoup de venin, et qu'il fallait tâcher de l'étouffer à sa naissance; ce qui fit qu'on délibéra d'en informer le Parlement. Le lendemain, il fut délibéré que Picard prendrait de Gellibert, boucher, une livre de viande de mouton pour donner au nommé Castet, chez lequel deux filles et le jeune homme étaient morts, et autant à Jean Farineau et à Guillaumine Gaillan, sa femme, et Poirouse Farineau, leur fille, attaquée de deux charbons, et qu'on leur donnerait ce qui serait nécessaire pour leur entretien.

16 mai. M. Lopès, médecin, rapporta que la fille com-
mençait à guérir, et M. de Lardimalie qu'il avait fait mettre
dans une hutte ledit Castet et sa femme, et sa servante dans
une autre, et qu'il avait fait brûler leurs meubles. Le Parlement est informé, et, par son ordre, les voisins de Castet
vont faire quarantaine à la campagne.

19 mai. Le maître chirurgien de la santé fait son rapport,
et dit qu'il n'est rien survenu à ceux qui étaient dans les
huttes; que la fille qui avait les deux charbons était presque
guérie, et que ces gens se plaignaient que Canaille, qui
habitait l'hôpital de la Santé, leur refusait de l'eau. Celui-ci
est contraint de leur en fournir.

18 juin. Le sieur Clavet, chirurgien de la santé, représente que, dans la rue des Étuves, il y a dans la maison vis
à vis de celle du susdit Castet une fille de neuf à dix ans qui
avait un bubon et un charbon; une autre de dix-sept à dix-
huit ans qui avait un charbon sur la joue, une grosse fièvre
et les yeux étincelants; un couvreur et une Irlandaise attaqués de douleurs de tête et de vomissements. Les médecins
sont envoyés pour constater le fait. Trois huttes sont construites contre l'hôpital de la santé pour les malades, et leur
maison fermée. Le même jour, les médecins et chirurgiens
rapportent que la petite fille était morte, et que les deux
autres allaient expirer. Les Jésuites, les Cordeliers et les
Augustins se présentent pour aller porter les secours religieux aux malades. On nomme un hospitalier, un cuisinier
et des femmes pour l'hôpital de la Santé, et on achète cent
planches pour faire des huttes.

20 juin. M. de Guérin, jurat, rapporte qu'il y avait à
l'hôpital de la Santé 167 bois de lit. Clavet, chirurgien, dit
qu'il y avait dans une auberge une nourrice qui avait un
bubon et un charbon; elle fut visitée et mise dans une
hutte.

23 juin. Périssac, chanoine, atteint de la maladie contagieuse, meurt le 25. On ordonne de construire six huttes,
outre les cinq qui étaient déjà faites, contre l'hôpital de la
Santé.

27 juin. Dubois, chirurgien de la Santé, rapporte que
tous ceux qui étaient dans les huttes se portaient bien, et
qu'il n'y était mort qu'une femme portée de l'hôpital Saint
André avec un bubon à la cuisse et un charbon au bras.

1er juillet. Un homme de la rue des Bouviers est mené
dans les huttes avec six autres personnes.

9 juillet. Dubois, chirurgien, rapporte qu'une fille sortie
de la rue des Bouviers de la maison infecte était morte, et
qu'une femme de la même maison avait un charbon.

11 juillet. Dubois rapporte que le jardinier des Étuves
était malade de contagion, et que sa femme était morte. On
fait construire six huttes pour mettre Sébastre et tous ceux
de sa maison, au nombre de dix-huit, et tous ceux qui res-
taient de la rue des Bouviers.

28 juillet. Lopès et Maurès, médecins, disent en jurade
l'état de la santé, et qu'il est nécessaire d'assembler les principaux médecins pour faire une composition d'ingrédients
pour servir aux malades de la contagion.

4 août. Délibération de laquelle il ressort que depuis peu
la contagion avait si fort augmenté à Bordeaux, qu'on avait
fermé vingt-deux maisons, et que l'hôpital de la Contagion
était plein.

14 août. M. Lopès rapporte qu'il y avait 108 personnes à
l'hôpital, et sur ce nombre 38 malades.

18 août. Les Jésuites ayant perdu un de leur confrère,
mort de contagion à leur maison-professe, se retirent dans
la maison de Pélegrin. Un Capucin meurt de la contagion
rue Causserouge, et est enseveli dans le cimetière Saint-
Michel.

18 septembre. Le chirurgien de la peste meurt de la contagion dans l'hôpital.

27 septembre. M. Vrignon rapporte qu'il avait mis 45 personnes hors de l'hôpital de Lîmes comme ayant fait quarantaine.

15 novembre. Deux prisonniers de l'Hôtel-de-Ville attaqués de la peste.

19 novembre. Délibération qui ordonne à Philippon, apothicaire, de livrer aux deux Carmes entrés à l'hôpital de la Peste 5 onces thériaque, 2 onces confection hyacinthe, 2 onces confection alkermès.

21 novembre. Un des Jacobins entré dans l'hôpital de la Peste meurt dans l'hôpital de Lîmes, où il se désinfectait.

13 mai 1630. Rue Permentade, une fille meurt de la contagion, et un homme est frappé du même mal.

15 octobre. Quarante personnes mises depuis deux jours dans l'hôpital de la Santé.

19 et 23 octobre. La contagion augmente.

26 octobre. M. Vrignon, intendant de la Santé, dit qu'il y a plus de cent maisons suspectes dans la ville.

14 novembre. M. Maurès, médecin, attribue la recrudescence de l'épidémie à ce que les malades communiquent avec les autres citoyens. On prend des mesures plus sévères pour l'éviter.

19 novembre. Cas de peste à Carignan et à Mérignac.

1631. En cette année, il fut permis par les jurats, aux bouchers, de vendre de la chair en carême dans toutes les boucheries, à cause de la contagion et de la disette.

La peste continuant toujours dans la ville, les jurats donnèrent ordre que les hôpitaux fussent munis de tout le nécessaire, et particulièrement de blé, dont ils prohibèrent le transport.

13 juin. Pour arrêter les progrès de la contagion, les

jurats se font assister de dizainiers pour les visites de la santé; huit chirurgiens sont nommés pour y assister.

20 août. La contagion augmente au point que depuis quinze jours on avait fermé cent cinquante maisons, et que les hôpitaux étaient pleins.

Janvier 1632. La maladie contagieuse dont la ville avait été travaillée pendant trois ans ayant cessé, il fut fait une procession générale pour remercier Dieu de ce qu'il lui avait plu de retirer son fléau. Puis les jurats donnèrent permission d'ouvrir les écoles, qui avaient été fort longtemps fermées.

4 février 1632. Il est délibéré de mettre en liberté tous ceux qui étaient dans les hôpitaux d'Arnaud Guiraud et de Lîmes.

31 juillet. Cas de peste à Gradignan.

10 novembre 1635. Trois ou quatre personnes meurent rue de la Vieille-Corderie; le garçon chirurgien qui les avait traités ne croyait pas que ce fût la peste. Les sieurs Lopès et Maurès, médecins, visitent le corps de l'une d'elles, et trouvent des tumeurs derrière les oreilles, des taches sur l'estomac, et reconnaissent plusieurs autres signes de peste. Trois ou quatre cas auprès de Saint Pierre. La lettre écrite le 13 novembre au gouverneur de la province, pour le prévenir, dit que cinq personnes étaient mortes avec des marques de venin, que deux autres étaient malades avec plusieurs charbons et une grande tumeur. On brûle les meubles; les malades et ceux qui étaient avec eux sont conduits dans une des chambres de l'hôpital de la Peste. Les non malades sont mis en observation pendant quarante jours. Le chirurgien qui avait soigné les malades est envoyé aux champs.

12 décembre. Les quatre personnes qu'on avait mises dans l'hôpital sont changées de chambre.

18 juillet 1636. Sur l'avis des médecins de la santé, on fait préparer l'hôpital de la Peste.

19 juillet. Le Corps municipal va s'assurer de la mise en état de l'hôpital.

20 juillet. Deux cas de peste : un meurt et est enterré dans l'hôpital, un autre entre à l'hôpital.

28 juillet. Nouveau cas de peste.

29 juillet. Sur la demande de Lopès, on fait des feux sur les places publiques et les marchés. Deux nouveaux cas de peste.

10 septembre. La moitié du guet est pestiféré.

18 septembre. Lettre des jurats au gouverneur de la province, lui disant que, depuis le dernier Bureau de la santé, il n'y avait eu aucun autre cas de peste.

28 octobre. Lacoste, chirurgien, entre à l'hôpital pour soigner les malades.

5 novembre. Quatorze malades dans l'hôpital, dont un seul alité, sept ou huit pouvant passer à l'hôpital de l'Enquêteur.

1640. Trois médecins annoncent qu'il y a des habitants atteints de clous et de charbons, et qu'il fallait prévoir la contagion.

1644. Cette année, il y eut quelques gens qui moururent de peste; mais elle n'eut pas de suite.

16 mars 1645. Pestiférés à Bassens et au Carbon-Blanc. Rapport confirmatif de Lacoste, qui va voir les malades et trouve des tumeurs et des charbons.

18 mars. Des médecins envoyés confirment la chose. Plusieurs cas en ville chez le propriétaire de Bassens où étaient les pestiférés.

25 juillet. Le croq de l'hôpital de la Santé meurt, ainsi que le chirurgion Laville entré depuis quelques jours pour soigner les malades. Le Gaillard le remplace.

15 février 1646. Les malades de l'hôpital de l'Enquêteur sont renvoyés; on transportera dans ce local les convalescents d'Arnaud Guiraud, quand le premier aura été blanchi et nettoyé.

28 février. Cas de peste porté à l'hôpital Saint-André.

14 mars. La contagion reprend, et on met en vigueur les mesures habituelles.

20 août. Il est fait mention sur le Registre que la peste règne à Bordeaux depuis vingt mois.

6 mars 1648. Lopès et Bernada disent que depuis sept ou huit jours la peste s'est manifestée dans la ville, les faubourgs et l'hôpital Saint-André; qu'il fallait tâcher de l'arrêter dans sa naissance, pour éviter les frais faits pendant quatre ans que la contagion avait duré. Le nommé Vinceguerre, qui avait un secret pour la désinfection des maisons et des personnes infectées de peste, s'étant offert pour s'établir dans la ville, après lui avoir rendu ses services dans les occasions précédentes, il y fut reçu par MM. les Jurats, lesquels lui accordèrent des lettres de bourgeoisie, et fut arrêté qu'il lui serait donné trois mille livres de pension annuelle en temps de peste, à la charge par lui de s'exposer et de fournir toutes les choses nécessaires pour le désinfectement, et six cents livres en autre temps, ensemble cent cinquante livres pour son logement, avec quoi il lui fut permis de tenir boutique ouvertement de droguerie dans la ville. Le 8 août, Vinceguerre vint s'établir à Bordeaux, et s'enfuit inopinément le 10 octobre.

13 novembre. Les jurats défendent aux Jésuites d'ouvrir leur collége à cause de la contagion. Il y avait alors cent vingt pestiférés à l'hôpital d'Arnaud Guiraud; la moitié d'entre eux, en convalescence, allait passer à l'hôpital de l'Enquêteur. Cinquante étaient dans les huttes neuves, soixante-onze maisons de la ville étaient fermées comme infectes.

1653. La ville fut affligée de la peste ; les jurats y mirent le meilleur ordre qu'il leur fut possible. Le Bureau de la santé fut constitué, et on y appela les médecins, chirurgiens et apothicaires de la ville, et le capitaine de la peste.

1661. Malades soupçonnés de peste à Saint-Julien ; un meurt avec un charbon ; les autres habitants de la maison conduits aux huttes hors de l'hôpital de la Peste pour y faire quarantaine.

23 janvier 1681. Mention de peste dans le Médoc. A partir de cette époque, on ne trouve plus dans les registres de la Jurade de mention de peste. On y parle seulement de précautions prises pour empêcher les communications avec les pays infectés ; il s'agit surtout des communications maritimes.

Nous ne pouvons terminer cette étude sur les épidémies qui ont décimé Bordeaux pendant trois siècles, sans faire connaître notre pensée sur le rôle que les marais circonvoisins ont joué dans la production de ces épidémies.

Tous les auteurs qui ont écrit l'histoire de Bordeaux sont unanimes pour regarder les miasmes des marais comme la cause des épidémies des XVe, XVIe et XVIIe siècles. Sans vouloir nier d'une manière absolue leur influence pernicieuse, nous ne pouvons admettre qu'il faille les accuser d'avoir engendré la peste.

La peste est bien, ainsi que le démontrent tous les points de son histoire pathologique, une intoxication miasmatique particulière, mais elle réclame des causes génératrices toutes spéciales ; or, les marais avec leurs miasmes, une atmosphère chaude et humide, des terrains bas et d'alluvions, des égouts infects, des rues étroites, sombres et sans pavés, l'agglomération d'habitants, etc., etc.; en un mot, toutes les mauvaises conditions hygiéniques se rencontrent dans des lieux où la peste ne s'est jamais manifestée.

Nous admettons que les conditions défavorables de Bordeaux dans les siècles passés, sous le rapport hygiénique principalement, pouvaient seulement jouer le rôle de causes prédisposantes pour la peste. Quant aux causes déterminantes, nous les trouverons, non dans les miasmes paludéens, mais dans les influences générales qui régnaient alors sur presque toute l'Europe. Dans le xve siècle, la peste a parcouru l'Asie-Mineure, la Dalmatie, la Hongrie, l'Italie, l'Allemagne, la Belgique, la France et l'Espagne. En 1450, au dire de Palmarius, elle tua en France les deux tiers de la population ; en 1466, peste à Paris, qui, selon Quercetan, tue quarante mille personnes. Dans le xvie siècle, la peste sévit surtout en Italie et dans le midi de la France ; Lyon, Paris, Montpellier, etc., furent frappés. Dans le xviie siècle, Lyon, Paris, Montpellier, Londres, et surtout Nimègne, en sont victimes. Dans le xviiie siècle, enfin, ne trouvons-nous pas la fameuse peste de Marseille? En présence de ce sombre tableau, en considérant combien ces diverses villes se trouvent dans des conditions différentes, sous le rapport de la température, du climat, de l'hygiène, de la constitution géologique du sol, etc., ne sommes-nous pas en droit de dire que la cause première des pestes bordelaises était cette influence pernicieuse générale qui s'étendait sur l'Europe et l'Asie? Bordeaux avait déjà un commerce étendu, et ses relations nombreuses, terrestres ou maritimes, devaient le mettre en fréquents rapports avec des populations atteintes par le fléau. Quoi d'étonnant alors de voir la maladie se développer fréquemment, lorsque les conditions hygiéniques de la ville rendaient la population plus apte à recevoir ces pernicieuses influences? Nous croyons donc que les marais de Bordeaux étaient impuissants à produire la peste, mais qu'ils contribuaient fortement à en favoriser l'extension. L'épidémie qui se développa à Bordeaux en 1805, lors du curage du Peugue, et qui enleva trois mille personnes, vient à l'appui de notre manière de voir. Des boues infectes avaient été extraites du ruisseau, et leurs miasmes donnèrent lieu à des fièvres intermittentes, pernicieuses pour une bonne part, mais non point à la peste.

Les marais de Bordeaux ont de tout temps préoccupé l'Administration locale, et, dès 1599, les jurats passèrent un contrat pour leur dessèchement avec le Flamand Conrad Gaussen; mais ce fut au cardinal de Sourdis (1611) qu'on dut des travaux immenses qui assainirent une bonne partie des marais de la Chartreuse. Les Administrations qui se sont succédé depuis lors ont contribué à l'amélioration de la banlieue bordelaise, amélioration qui se poursuit activement de nos jours. Le creusement d'un grand égout collecteur, destiné à rassembler les eaux du Peugue et de La Devèze, va faire faire un grand pas vers la réalisation totale de ces projets, et les précautions que doit prendre l'Administration actuelle nous sont un sûr garant que nous n'aurons pas à subir, pendant les grandes chaleurs, les émanations pernicieuses qu'il est impossible d'éviter dans des travaux de ce genre.

Nous avons souvent parlé, dans le cours de ce travail, des hôpitaux de la Peste et de l'Enquêteur; nous avons cru intéressant, après avoir tracé l'histoire des épidémies, de faire celle de ces deux principaux théâtres des souffrances de nos aïeux.

Hôpital de la Peste.

Cet hôpital était primitivement situé dans l'enceinte de la ville, sur l'emplacement qu'occupe actuellement le Grand Séminaire, qui était jadis le couvent des Capucins. Nous n'avons que peu de renseignements sur ce premier hôpital; je dis premier, et cependant il est permis de supposer qu'il y en avait eu un autre antérieurement. Dans un travail présenté à l'Académie de Bordeaux en 1846 par M. Lamothe, on trouve : « Un contrat du 30 septembre 1504 parle d'une maison de la rue Nérigean, près de l'*hôpital neuf,* tenant, d'un côté, au *casau des Sors menudes.* » C'est cette épithète d'*hôpital neuf* qui fait à bon droit supposer qu'il n'est pas le premier en date.

C'est dans cet hôpital, dit Baurein (hôpital neuf), que les Capucins, appelés par le cardinal de Sourdis, vinrent s'établir en 1601. L'emplacement consistait en deux grands enclos séparés par une rue et entourés de murs, dans lesquels il y avait diverses chambres et maisonnettes. Il s'étendait depuis la rue Nérigean, au nord, jusqu'aux terrasses qui étaient auprès des murs de cette ville; il était borné, vers le couchant, par la rue Saumenude. Quelques-unes de ses maisonnettes avaient leur entrée rue Traversane.

Un titre de 1562 et un arrêt du Parlement de 1586 font mention de cet hôpital.

Voici quelques documents que nous avons trouvés dans les Registres de la Jurade ou dans les chroniques.

10 novembre 1520. 3,000 livres tournois sont appliquées pour constructions à l'hôpital de la Peste.

17 novembre 1520. Délibération par laquelle on voit qu'on avait pris des pierres à l'abbé Debours pour l'hôpital neuf.

1525. Nouvelle mention de l'hôpital neuf.

7 février 1525. Un jurat est désigné pour faire faire des réparations à l'hôpital de la Peste. D'après l'inventaire, il ne contenait alors que 17 lits de plume, 17 traversins tous vieux, demi-pleins et pourris; 14 aubènes et couvertes rompues et pourries, 1 calice et 1 patène en étain, 1 chasuble rompue, 1 missel, et 5 petits coffres avec leurs serrures.

1526. Mention de divers travaux faits à l'hôpital neuf de la Peste. La dépense s'élève à 7,363 livres 2 sous et 6 deniers tournois.

1534. Délibération d'écrire à M. ....., de Bordeaux, pour démolir l'hôpital de la Peste, qui était près du boulevard, hors la ville.

Est-il question du premier hôpital dont nous avons mentionné l'existence? Nous n'en serions pas étonnés.

3 novembre 1554. La maison de l'hôpital de la Peste, louée à M. Nicolas pour 20 francs bordelais par an.

1586. Les jurats, reconnaissant l'incommodité que la ville recevait par le moyen de l'hôpital de la Peste, qui était dans la ville avec fort peu de logements, firent achat du bourdieu d'Arnaud Guiraud, hors de la ville et près des murailles, où est à présent ledit hôpital, fort commode par les maisonnettes et bâtiments qui y ont été faits aux dépens du public. Cette maison avait été bâtie par Arnaud Guiraud, bourgeois de Bordeaux, en 1551.

Cet hôpital et ses dépendances occupaient l'espace où se trouvent aujourd'hui le Petit-Séminaire et l'Asile des Aliénées. Quant à l'ancien hôpital, il fut donné en 1601 aux Capucins. La première pierre de leur couvent fut posée, en 1602, par le maire et les jurats.

En 1601, dit Darnal, le bâtiment de l'hôpital de la Peste fut continué, et au portail d'icelui fut écrite cette inscription :

Rerum potiente Henrico IV, Galliæ et Navarræ rege christianissimo, valetudinarium civitatis, quo, grassante pestilentia, animata verius cadavera, quam corpora confluebant, animarum ad Deum deficentium lustramentum esse cæpit : postquam eo commigraverunt sollicita et devota Christi mancipia fratres

Capuchini pietati cessit bona valetudo, animæ incolumitati corporis salubritas. Macti estote, o Vivisci, et perpetuam incolumitatem inde sperate : quod cum interiori valetudinario assidui incumbitis succidaneo isto è manibus evocato, et succenturiato in gratiam transportaneorum, nunquam opus estis habituri. Alphonso D'ORNANO, *franciæ marescallo, urbis major; viri nobiles :* I. DESBARATS, N. DE GALATHEAU, B. PASLOT, J. MANDOSSE, A. DUSOLIER, G. DE NOUAULT, *viri jurati;* F. LE CLERC, *urb. synd.;* R. DE PICHON, *scriba civitatis;* D. DORISSON, *quæstor ærarius instaurabant. Anno 1604,* XII *Augusti.*

1605. La maladie contagieuse s'échauffant à Bordeaux, et ayant été remarqué que les remèdes ordinaires faisaient fort peu d'opérations, il se présenta un nommé Jean-Baptiste, du royaume d'Alger, qui s'était depuis peu fait chrétien, lequel avait fait en son temps des cures rares et extraordinaires, ne faisant nul état de ladite maladie. Et disait être entretenue par l'ignorance de ceux qui pansaient les malades et nettoyaient les maisons. Il s'offrit d'entrer dans l'hôpital, et avec l'aide de Dieu pourvoir si bien, qu'il espérait remettre la ville en santé. Il fut accepté, mais il fut frappé et mourut en peu de temps, ensemble un jeune compagnon apothicaire qu'il avait avec lui.

1610. Il fut permis au Père Castera, religieux de la Grande Observance, de mettre dans la chapelle de l'hôpital de la Contagion une inscription pour rappeler que la demoiselle de Bordes avait fait donner, par son intermédiaire, 900 livres pour cette chapelle. Voici l'inscription :

Cum nummi publici civitatis non sufficerent ad hujus sacelli sub titulo pietatis Deiparæ dicati constructionem, Anna de Bordes, uxor Bertrandi Duplessis, senatoris regii preces superstitum optavit, pia liberalitate trecentes aureos largita est, cum ad hoc opus faciendum, tum ad quasdam hujus nosocomie cellulas ædificandas.

On voit, par cette inscription, qu'on employa cette somme non seulement pour la chapelle, mais encore pour de petites chambres. L'hôpital servit, en 1614, à renfermer les pauvres mendiants.

1622. Il renferme un grand nombre de soldats pauvres.

En 1625, le roi accorde une somme de 500 livres pour le paiement annuel des gages des officiers de l'hôpital.

1629. Un arrêt du Parlement, du 6 septembre, permit aux jurats de faire donner le fouet aux pestiférés de l'hôpital, par mesure de simple police intérieure ou pour s'être évadés.

14 mai 1629. La Cour, informée par les jurats de l'invasion de la peste, ordonne de faire faire deux huttes contre l'hôpital de la santé, et d'y transporter les malades.

16 mai. Nouvelle mention des huttes de l'hôpital et des malades qu'elles contiennent; *id.* le 29.

18 juin. Trois huttes sont construites contre l'hôpital pour les malades, et on ordonne d'acheter cent planches pour en construire de nouvelles.

20 juin. M. de Guérin, jurat, rapporte · qu'il y avait à l'hôpital de la Santé cent soixante-sept bois de lits (châlits).

22 juin. Il est ordonné de donner à chaque pestiféré, renfermé chez lui ou dans l'hôpital, un quart de mouton, deux sous de pain et un demi pot fellette de vin, et à chaque famille six fagots par semaine.

23 juin. On ordonne de construire dans l'hôpital six huttes, outre les cinq qui existent déjà.

17 juillet. M. de Guérin rapporte qu'il y avait quatorze huttes contre l'hôpital.

14 août. M. Lopès, médecin, rapporte qu'il y avait cent deux personnes à l'hôpital de la Santé, et sur ce nombre trente-huit malades; que, faute de lits et de matelas, ils couchaient sur le plancher; qu'on devait ensevelir ou brûler leurs mau-

3

vais habits; qu'il fallait les ustensiles nécessaires, ainsi que des paillasses, et des femmes pour faire la lessive; que le vin qu'on leur donnait était trop noir; qu'il était nécessaire de séparer les malades d'avec ceux qui ne l'étaient pas; qu'on devait aussi séparer les malades entre eux, et permettre à ceux qui ne l'étaient pas de les voir deux ou trois fois le jour, et qu'il serait bon de mettre dans l'hôpital un garçon apothicaire. Délibéré par la Municipalité.

18 septembre. Laporte, compagnon chirurgien, entre à l'hôpital des Pestiférés pour les traiter; il meurt de la contagion cinq jours après.

1632. Cessation de la peste; l'hôpital est désinfecté, puis ensuite affermé.

18 juillet 1636. Sur l'avis de Lopès, on prépare l'hôpital de la Peste.

19 juillet. Le corps municipal va s'assurer de sa mise en état.

23 octobre. Lacoste, chirurgien, entre à l'hôpital pour soigner les pestiférés.

1644. Des captifs, rachetés par les religieux de la Merci, sont reçus dans l'hôpital d'Arnaud Guiraud.

25 juillet 1645. Le chirurgien Laville, entré depuis quelques jours dans l'hôpital, y meurt de la peste, et est remplacé par Le Gaillard.

15 février 1646. L'hôpital de la Peste envoie ses convalescents à l'hôpital de l'Enquêteur; il est ensuite désinfecté et blanchi.

1661. Un inventaire de cette époque contient des renseignements curieux qui peuvent faire juger de l'importance, disons mieux, de la pénurie de l'hôpital de la Peste. Voici quelques extraits :

Chalits de sapin 76
Chalits en menuiserie 2

Couettes de plumes 62
Coussins de plumes 61
Petits coussins de plumes.................... 12
Matelas.................................... 26
Coussins de laine........................... 59
Linceuls................................... 138
Couvertes de lits........................... 133
Toiles de matelas 124
Paquets de laine.

1675. Le 9 mars, il fut pris une délibération dans l'Hôtel-de-Ville de bâtir, dans l'hôpital d'Arnaud Guiraud, le nombre de vingt choppes avec un grand lavoir pour le désinfectement des pestiférés. A ces fins que, sur les plan et devis qui en avait été fait, il serait procédé aux proclamats pour en être fait la délivrance au moins disant, et être incessamment procédé à la construction de cet ouvrage, pour s'en servir lorsque la nécessité du désinfectement des pauvres pestiférés le requerrait, et attendu la disette d'argent, qu'il serait baillé à l'entrepreneur des fonds de ville pour son paiement.

En 1692, 1709 et 1710, on renferme les mendiants dans l'hôpital.

En 1784, une partie de l'enclos de l'hôpital est cédée à MM. Grégoire et Séris, médecins, pour l'établissement d'un jardin des plantes.

Un contrat de 1774, par lequel la ville afferme l'hôpital d'Arnaud Guiraud à raison de 920 livres par an, nous apprend qu'il consistait alors en seize échoppes avec leur jardin et quinze sans jardin.

Vers la fin du XVIIIe siècle, l'hôpital devint une maison de force pour les filles publiques, puis on y mit quelques aliénés, puis ce fut une maison de détention, et enfin une partie fut consacrée à un hôpital de convalescents. L'emplacement de l'hôpital d'Arnaud Guiraud est occupé maintenant par l'Asile des Aliénées et le Petit-Séminaire.

De ces divers documents, l'on peut inférer qu'il y a eu à Bordeaux, pendant les XVe, XVIe et XVIIe siècles, au moins deux hôpitaux de la peste ou de la contagion, et probablement trois : les deux plus anciens dans l'enceinte de la ville, et le troisième hors des murs, à cause des inconvénients que l'on avait reconnus dans les autres. Le dernier hôpital, celui d'Arnaud Guiraud, nous paraît avoir consisté en un vaste terrain, ou jardin, dans l'intérieur duquel se trouvaient un certain nombre de maisonnettes ou échoppes ; il paraît même que, très fréquemment, ainsi que le prouvent les documents que nous avons rapportés, on construisait pour les malades des huttes en planches contre les murs de l'hôpital. Les inventaires que nous avons cités, du moins en partie, nous permettent de juger combien l'installation de ces divers locaux était défectueuse, disons même misérable; il faut en accuser l'insuffisance des ressources, eu égard aux nombreux malades et à la fréquence des épidémies. Les ressources de l'hôpital paraissent avoir consisté principalement en impôts volontaires payés par chaque habitant, en dons faits par les particuliers, en certaines amendes qui lui étaient appliquées, et, enfin, en secours donnés par la ville. Toutes ces sommes étaient loin de pouvoir suffire aux dépenses; aussi voit-on fréquemment l'hospitalier se plaindre de sa pénurie, ainsi que les médecins et chirurgiens. L'hôpital de la Peste n'a donc jamais eu des revenus suffisants, et les documents que nous avons cités permettent de se faire une idée des conditions dans lesquelles se trouvaient les malheureux qui y venaient chercher un soulagement à leurs maux. N'y a-t-il pas lieu de s'étonner que la ville de Bordeaux, dont le commerce était déjà prospère et la population nombreuse, n'ait pas su, ou peut-être n'ait pas pu, créer un hôpital en rapport avec la fréquence et la gravité des épidémies qui la frappaient?

Hôpital de l'Enquêteur ou de Lîmes.

En 1586, les jurats firent achat de l'hôpital de l'Enquêteur, hors la ville, et près la tour Sainte-Croix, pour servir à désinfecter les malades de contagion.

Ce nom de l'Enquêteur paraît lui avoir été donné parce qu'il était placé sous la direction d'un officier nommé ainsi, à cause des enquêtes qu'il était chargé de faire sur les pestiférés. Cet hôpital était situé, croyons-nous, près de la Garonne, en face de la tour Sainte-Croix, de l'autre côté d'un petit ruisseau qui va se jeter dans le fleuve; il fut démoli à la fin du XVIIᵉ siècle pour faire place à un nouvel hôpital de désinfectement. L'hôpital actuel de la Manufacture, ou des Enfants-Trouvés, est bâti en partie sur ce terrain.

Nous avons trouvé peu de documents sur l'hôpital de l'Enquêteur :

27 septembre 1629. M. Vrignon rapporte qu'il avait mis 45 personnes hors de l'hôpital de Lîmes comme ayant fait quarantaine.

21 novembre. Un des jacobins qui, après avoir donné les secours religieux aux malades de l'hôpital d'Arnaud Guiraud, se désinfectait dans celui de Lîmes, y meurt.

4 février 1632. On fait mettre en liberté tous les convalescents des hôpitaux de la Peste et de l'Enquêteur.

5 novembre 1636. On fait passer 7 ou 8 convalescents de l'hôpital de la Peste dans celui de l'Enquêteur.

15 février 1546. Les convalescents de l'hôpital de l'Enquêteur sont renvoyés; les malades d'Arnaud Guiraud y seront transportés lorsque le premier aura été nettoyé et blanchi.

Ces documents, bien que très peu nombreux, nous permettent cependant de voir quelle était la destination de l'hôpital de l'Enquêteur. Les malades, transportés d'abord dans l'hôpital d'Arnaud Guiraud, y étaient soignés, puis, une fois en convalescence, ils étaient envoyés dans celui de l'Enquêteur pour y être soumis à une rigoureuse quarantaine avant de rentrer dans la vie commune.

Nature des épidémies des XVᵉ, XVIᵉ et XVIIᵉ siècles.

Nous avons prouvé, nous l'espérons du moins, que les épidémies de Bordeaux, pendant les siècles passés, n'étaient pas des fièvres intermittentes pernicieuses; mais est-ce à dire pour cela que nous voulions substituer à une erreur une erreur nouvelle? Telle n'est pas notre pensée, et on pourrait à bon droit nous taxer de légèreté si nous osions prétendre établir, avec les documents incomplets que nous avons consultés, que toutes les épidémies dont nous avons retrouvé les traces étaient de véritables pestes analogues à la peste d'Orient. L'étude générale des épidémies de peste nous permettra peut-être de jeter un peu de lumière dans cette discussion.

Disons tout de suite qu'il ne faut pas prendre à la lettre le mot *peste* employé par les chroniques ou les registres de la Jurade; par peste, en effet, on entendait au Moyen-Age toute maladie épidémique qui faisait de grands ravages.

La peste vraie, peste à bubons, a parcouru l'Europe à diverses reprises depuis les temps anciens; mais c'est dans le Moyen-Age surtout qu'elle a sévi; les principales villes ont été plusieurs fois décimées, mais, en Orient comme en Occident, la peste, après avoir duré un certain temps, du printemps à l'hiver ordinairement, disparaissait, quelquefois pour ne plus revenir, plus souvent pour frapper de nouveau, mais cinq, dix, quinze ou vingt ans après. L'étude des épidémies bordelaises nous ferait voir, au contraire, cette cité jouissant du malheureux privilége d'avoir, pour ainsi dire, la peste à l'état endémique pendant trois siècles, ou, si l'on aime mieux, frappée environ 35 fois en trois cents ans, c'est à dire, en moyenne, tous les huit ans. On pourrait ranger Bordeaux sur le même rang que les contrées les plus malheureuses, celles où la peste se développe spontanément : Smyrne, Le Caire, Alexandrie, Constantinople, etc. Nous ne pouvons donc admettre que la vraie peste ait exercé ses ravages pendant un si long espace de temps et d'une manière si persistante. Sans aucun doute, Bordeaux a été frappé à plusieurs reprises de la peste vraie; l'épidémie de 1599, décrite par Briet, celles de 1629 et de 1648, et peut-être quelques autres, s'y rapportent; quant aux autres que nous avons énumérées, les renseignements que nous possédons sont trop incomplets pour oser les y rattacher.

A quelle maladie peut-on rapporter ces épidémies à caractères contagieux, avec des charbons, des bubons, et quelquefois des parotides et des pétéchies? Ne pourrait-on pas les rapprocher du charbon et de la pustule maligne? Pour notre part, il ne nous répugnerait point d'expliquer ainsi certaines pestes qui ont fait un nombre limité de victimes. Rappelons-nous, d'ailleurs, que les chroniques ont signalé quelquefois la coexistence de maladies contagieuses chez les animaux.

Pour résumer notre opinion sur ces épidémies en général, nous dirons que, pendant les XVe, XVIe et XVIIe siècles, Bordeaux a eu un certain nombre de vraies pestes, peut-être quelques épidémies de charbon et de pustules malignes, et, enfin, des épidémies d'une nature indéterminée; quant aux fièvres intermittentes pernicieuses qu'on a voulu y reconnaître, les quelques symptômes décrits par les documents que nous avons rapportés, et surtout le caractère éminemment contagieux du mal, nous obligent à en rejeter l'existence.

Réflexions pratiques sur les mesures hygiéniques propres à combattre les épidémies.

La méditation des faits que nous avons reproduits nous a amené à faire certaines réflexions qui ne sont pas sans valeur, et qui ont leur enseignement. La question des quarantaines vient d'être de nouveau agitée à propos des épidémies de choléra que nous venons de traverser; le Gouvernement s'est ému, et une Commission internationale a étudié les moyens à mettre en pratique pour arrêter la marche du fléau, et empêcher même sa naissance. Ne serait-ce pas le moment de jeter ses regards sur le passé? Les mesures hygiéniques préconisées par nos pères, et qui avaient pour but d'empêcher les communications, soit avec les pays infects, soit avec les malades eux-mêmes, n'indiquent-elles pas la connaissance du caractère contagieux du mal et la prudence des magistrats qui avaient établi ces rigoureux, mais sages règlements? Les malades étaient renfermés dans un hôpital spécial; bien mieux encore, lorsqu'ils en sortaient convalescents, ils passaient dans un nouvel asile pour faire quarantaine; il fallait avoir prouvé jusqu'à l'évidence que l'on était incapable de transmettre le mal avant d'avoir la faculté de reprendre sa liberté.

Les maisons ou échoppes avec jardins séparés, qui constituaient l'hôpital de la Peste de Bordeaux, n'avaient-elles pas pour but évident, en dispersant les malades, d'empêcher les résultats désastreux de l'encombrement, et ces huttes en planches, construites contre les murs de l'hôpital, et si peu faites à première vue pour renfermer des malades, croit-on que le besoin de faire des économies en a seul conseillé la construction? Non; nous aimons mieux y voir la réalisation d'une grande idée hygiénique, féconde en applications, et qui semble trop oubliée de nos jours.

Cependant, l'histoire des cholériques transportés de la Dobruscha à Gallipoli, en 1854, et abandonnés sur la terre nue, par l'impossibilité où l'on était de les admettre dans les hôpitaux qui étaient pleins, cette histoire, dis-je, est venue faire voir que le renouvellement de l'air joue le plus grand rôle dans la thérapeutique hygiénique des épidémies. Ces malheureux, en effet, dont on plaignait le sort, virent leur état s'améliorer, et la mortalité fut modérée. Ce fut un grand enseignement; on évacua l'hôpital, et on plaça les malades sous des tentes, et, dès le lendemain, la mortalité tomba de 125 à 50.

On a le tort, de nos jours, de croire que notre siècle est supérieur en tout à tous ceux qui l'ont précédé. Pour ce qui regarde la médecine et l'hygiène que nous avons principalement en vue en ce moment, nous sommes loin de nier les immenses progrès accomplis à notre époque; mais nous croyons qu'il y a beaucoup à apprendre dans l'étude des temps antérieurs à nous, et nous pensons que si on méditait avec soin les diverses mesures hygiéniques employées au Moyen-Age, et leur raison d'être, on y trouverait de sages et utiles enseignements.

Qu'il nous soit permis, en terminant ce travail, d'offrir nos chaleureux remercîments à M. Detcheverry, archiviste de la ville, pour l'empressement qu'il a mis à nous communiquer les précieux documents dont il est conservateur.

www.ingramcontent.com/pod-product-compliance
Lightning Source LLC
Chambersburg PA
CBHW071753200326
41520CB00013BA/3236